ÉPOT LÉGAL
Rhône
N° 10
1910

AF331768

L'ŒUVRE

DE LA

PRÉSERVATION DE L'ENFANCE

CONTRE LA TUBERCULOSE

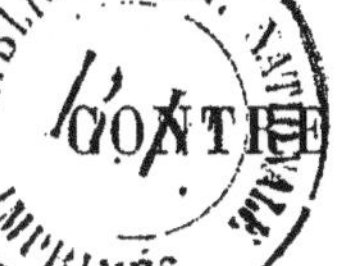

CONFÉRENCE

FAITE A LA SOCIÉTÉ DES AMIS DE L'UNIVERSITÉ DE LYON

le 7 Mars 1909

PAR

M. LE Dᴿ E. WEILL

Professeur à la Faculté de Médecine de Lyon.

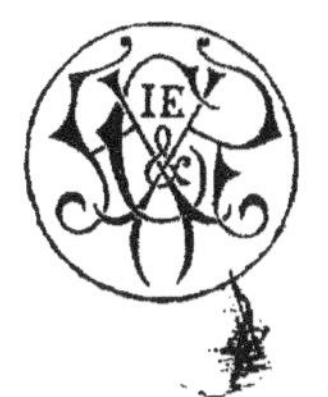

LYON

A. REY & Cⁱᵉ, IMPRIMEURS-ÉDITEURS

4, RUE GENTIL, 4

—

1909

8° T 77 e
913

L'ŒUVRE

DE LA

PRÉSERVATION DE L'ENFANCE

CONTRE LA TUBERCULOSE

—

CONFÉRENCE

FAITE A LA SOCIÉTÉ DES AMIS DE L'UNIVERSITÉ DE LYON

le 7 Mars 1909

PAR

M. LE Dʳ E. WEILL

Professeur à la Faculté de Médecine de Lyon.

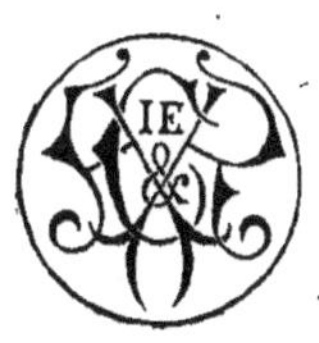

LYON

A. REY & Cⁱᵉ, IMPRIMEURS-ÉDITEURS

4, RUE GENTIL, 4

—

1909

L'ŒUVRE

DE LA

PRÉSERVATION DE L'ENFANCE

CONTRE LA TUBERCULOSE

I. — INTRODUCTION

Mesdames et Messieurs,

La Faculté de médecine m'a fait le grand honneur de me confier cette conférence. J'en sens tout le prix, mais aussi tout le péril, car je vais vous parler médecine et hygiène, avec l'habitude d'un langage technique qui convient peu à une vulgarisation. Je m'efforcerai de l'oublier, et si je n'y parviens pas comme je le désire, je vous demande d'avance toute votre indulgence.

Je vais vous entretenir de l'œuvre de la préservation de l'enfance contre la tuberculose, et si j'ai choisi ce sujet, ce n'est pas par amour-propre d'auteur, ce n'est pas non plus pour faire connaître l'œuvre aux intéressés, ils ne la connaissent que trop pour nos ressources budgétaires, c'est parce que j'estime que si on veut combattre efficacement la tuberculose, maladie sociale, c'est par la racine qu'il faut l'attaquer. L'enfant représente le terrain le plus favorable à l'infection tuberculeuse, et le plus souvent la tuberculose de l'adolescent et de l'adulte n'est que la germination de la semence qui a été déposée dans leurs tissus pendant les premières années de la vie.

Vous connaissez tous des familles dans lesquelles règne cette cruelle maladie qu'on appelle la méningite et dont le nom seul vous fait trembler. Vous voyez disparaître successivement tous les enfants, à peu près au même âge, comme si un mauvais génie venait régulièrement, à des échéances fatidiques, accomplir sa lugubre besogne. Regardez bien et vous distinguerez son image sous les traits du bacille de Koch, l'hôte méconnu de la maison, qui se dissimulait dans les fentes du parquet, dans les recoins de l'alcôve, sur les tapis, sur les tentures.

II. — LA TUBERCULOSE EST, EN EFFET, UNE MALADIE CONTAGIEUSE

Oh ! sa contagion n'est pas évidente comme celle du choléra, de la peste, de la rougeole, de la variole. Les germes tuberculeux ne pénètrent pas dans l'organisme en donnant l'assaut, en réalisant une invasion subite et totale. Ils font le siège de la forteresse, guettant la moindre brèche, la moindre négligence de l'assiégé. Ils s'introduisent lentement, par petits pelotons, s'arrêtent à des relais, et ne déploient leur drapeau qu'après un long travail, sourd, souterrain, accompli dans l'ombre, car le bacille de Koch ne supporte ni la lumière, ni l'air. Et c'est parce que leur effort est en quelque sorte mystérieux, qu'on les a longtemps ignorés. Et pour faire leur procès, il a fallu l'œuvre de deux grands juges d'instruction, Villemin, qui le premier a inoculé la tuberculose à des animaux, Koch qui a établi leur fiche d'identité en découvrant l'organisme qui porte son nom.

Et, le temps n'est pas si éloigné où, faute de ces documents, nous croyions tous à l'*hérédité* de la tuberculose. Je suis même convaincu que beaucoup de ceux qui me font l'honneur de m'écouter y croient encore. Et c'est bien notre faute, car votre erreur d'aujourd'hui est notre erreur d'hier. Le public accueille nos idées du moment et, pourrai-je dire, nos modes passagères, avec le soin de parents adoptifs pour des enfants abandonnés ; et aujourd'hui vous nous les présentez comme des motifs de remords. Les médecins n'ont pas de remords, ils n'ont que des déceptions, des mécomptes ou des humiliations, qu'ils supportent vaillamment pour le triomphe de la vérité. *L'hérédité de la tuberculose n'existe pas;* ce serait un désastre, car elle viendrait annihiler tout effort et tout progrès. A quoi bon troubler des habitudes invétérées et de douces quiétudes, pour un profit problématique? que peut-on faire pour l'individu, contre un mal qu'il a en naissant? La seule précaution à prendre, c'est d'éviter les alliances suspectes et le dernier mot de l'hygiène est la méfiance conjugale.

Mais non, les preuves abondent contre l'hérédité de la tuberculose.

1. Les observations de Nocard et les relevés des inspecteurs dans les abattoirs montrent que les nouveau-nés de vaches tuberculeuses, éprouvées à la tuberculine, sont toujours sains.

Chez les veaux de boucherie, dans les régions les plus infestées, le taux de la tuberculose atteint 4 pour 1.000. Aussi a-t-on choisi le veau comme animal vaccinifère de préférence à la génisse.

2. Dans l'espèce humaine, mêmes résultats. La tuberculose, vérifiée dans les autopsies, par différents observateurs, fait défaut chez les nouveau-nés. Mon collaborateur et ami, M. Péhu, a rassemblé avec M. Chailié, tous les cas de tuberculose congénitale publiés dans les archives médicales, et a conclu, en raison du petit nombre de cas positifs, que la tuberculose passe exceptionnellement d'une mère nettement atteinte à son enfant. Par contre, à mesure qu'on s'éloigne de la naissance, la tuberculose se manifeste en proportion croissante. Nulle ou exceptionnelle jusqu'à 3 mois, elle se montre d'après Comby, 15 fois sur 100 de 3 à 6 mois, 26 fois sur 100 de 6 à 12 mois; entre 1 et 2 ans, elle monte à 46 pour 100 ; entre 2 et 5 ans à 62 pour 100 ; puis, elle décroit sensiblement jusqu'à l'adolescence.

Ne vous effrayez pas de ces chiffres, ils ne vous concernent pas, ils sont empruntés à la population hospitalière qui se recrute dans les milieux indigents, car c'est là que la tuberculose frappe le plus fréquemment et le plus durement.

3. D'ailleurs, d'autres preuves sont encore plus concluantes. Si on éloigne du foyer contaminé les nouveau-nés, bêtes ou hommes, qu'on les place dans des conditions convenables, ils survivent et se développent normalement.

Le professeur Bang, de Copenhague, a tenté l'expérience pour des veaux nés de vaches tuberculeuses. Il les isolait, les nourrissait au biberon avec du lait bouilli, et après six ans d'observation portant sur un nombre considérable d'animaux, n'a pas observé un seul cas de tuberculose.

Dans l'espèce humaine, les résultats sont comparables.

Epstein, à l'orphelinat de Prague, avait remarqué dès 1879 que les enfants nés de mères phtisiques confiés à des nourrices saines ne deviennent pas tuberculeux et meurent, au contraire, de tuberculose s'ils sont élevés par leur propre mère.

Schnitzlein, à l'orphelinat de Munich, où on avait reçu en 22 ans 613 orphelins, dont la moitié, au moins, avaient perdu leur père ou leur mère de tuberculose, n'a observé en 12 ans qu'un cas de tuberculose. Ces enfants étaient reçus à 6 ans et restaient jusqu'à 14 ans.

Stich, à l'orphelinat de Nuremberg, où les enfants sont reçus à 4 ans et restent jusqu'à 14 ans, n'a observé que 1 pour 100 de tuberculose.

Hutinel, dans une enquête faite sur un chiffre de 18.000 enfants assistés de Paris, dont la plupart étaient d'origine tuberculeuse, n'a pu trouver qu'une vingtaine de cas de phtisie.

Hugot, de Laon, a observé plusieurs fois des femmes depuis longtemps tuberculeuses, ayant perdu déjà plusieurs enfants de méningite, mourir après la naissance d'un dernier enfant qu'on était obligé de confier à une nourrice. A sa grande surprise, ce dernier enfant vivait et devenait superbe.

L'histoire la plus remarquable à ce point de vue est celle de l'Orphelinat agricole de Saint-Martin, aux Douets, près de Tours, rapportée par Mercier. Cet orphelinat a recueilli, de 1871 à 1903, 123 enfants âgés de 6 à 10 ans, provenant de 91 familles, dont 79 étaient entachées de tuberculose du père, de la mère ou des deux.

Ces enfants ont fait un séjour de 5 ans au moins à l'orphelinat, puis ont été placés dans des exploitations agricoles où on a pu les suivre jusqu'à l'âge de 25 ou 30 ans. Sur ces 123 enfants, issus pour la plupart de tuberculeux, 3 seulement sont morts de tuberculose. Or, en 1903, sur 25 assistés, 20 étaient de souche tuberculeuse et ces 20 enfants avaient 10 frères ou sœurs qui sont restés dans leur famille. Tous les 10 sont morts de tuberculose.

4. *Prédisposition.* — Après de pareils résultats, on ne peut plus songer sérieusement à l'hérédité de la tuberculose. Alors on se retourne et on dit, soit : la tuberculose n'est pas transmise par les parents. Mais des parents tuberculeux ont des enfants,

tellement susceptibles, tellement aptes à contracter la tuberculose, que cela équivaut à une hérédité. Il n'y a plus *hérédité de graine, mais hérédité de terrain*. Les animaux, comme les hommes, ont une réceptivité variable pour la tuberculose. Le cobaye est follement tuberculeux, le bovidé moyennement, le chien, le chat, la chèvre, le cheval, sont exceptionnellement touchés. Expérimentalement, aucun organisme n'est réfractaire, il suffit d'inoculer des doses suffisantes de bacille tuberculeux, mais c'est là un résultat purement artificiel.

Chez l'homme, il y a aussi des inégalités de résistance. Des sujets placés dans les mêmes conditions de contagion, tels que le personnel des médecins et des infirmiers dans les hôpitaux, les uns sont indemnes, les autres sont légèrement touchés, d'autres plus durement frappés.

Il n'est pas douteux qu'il y ait des organismes fermés à la tuberculose et d'autres qui lui sont hospitaliers, et si on me disait que j'aie à choisir d'être le fils de la dame aux Camélias ou de la femme Canon, mes préférences iraient à cette dernière.

5. Mais la prédisposition à la tuberculose n'est pas éternelle. Elle diminue peu à peu si le sujet prédisposé est placé dans de bonnes conditions hygiéniques, à la campagne, avec une alimentation convenable, loin de tout foyer d'infection. Il ne faut pas se contenter de la formule, *dis-moi qui tu hantes*, mais aussi *dis-moi ce que tu manges, dis-moi ce que tu respires*, et je te dirai *qui tu es*.

Après quelques années d'un régime convenable, le prédisposé peut avoir acquis le niveau de la résistance moyenne.

Ce qui complique beaucoup la question, c'est la fréquence de ces formes de tuberculose dite latente, qui, enfouies pendant des années dans les glandes lymphatiques, y sommeillent sans provoquer aucun désordre. Et, un jour, à l'occasion d'une maladie accidentelle, telle que la grippe, la rougeole, qui modifient la circulation, la résistance des organes et la vitalité des bacilles, la graine qui a été semée dans l'enfance germe brusquement et crée l'état de maladie. Mais ce n'était pas là une prédisposition, c'était une maladie larvée, et la preuve en est fournie par les nombreux moyens de diagnostic que nous empruntons aux recherches de laboratoire, parmi lesquels je citerai la réaction à la tuberculine de Koch et le séro-diagnostic, œuvre de notre éminent maître le professeur Arloing et de son collaborateur Paul Courmont.

Je ne crains pas de vous citer les travaux lyonnais. Le président Dupin exprimait l'avis qu'on ne doit pas manquer une occasion de dire du bien de soi ou des siens, les autres se chargeant suffisamment d'en dire du mal.

Je m'excuse, d'ailleurs, d'entrer dans des détails aussi techniques, mais il est indispensable que je fasse passer dans vos esprits la conviction qui m'anime, que la tuberculose n'est pas héréditaire, qu'il n'y a que de la fausse hérédité, que la prédisposition elle-même, qui est un des modes de l'hérédité, ne joue pas un rôle de premier ordre, qu'elle n'est que temporaire, et que si on évite toute contamination pendant cette période critique, le sujet échappera aux atteintes de la maladie. Et, pour résumer cette discussion, je terminerai en disant : *Hors de la contagion, pas de tuberculose.*

III. — LA CONTAGION EST SURTOUT FAMILIALE

Je vais établir maintenant que la contagion de la tuberculose se réalise surtout dans le milieu familial. Pour la produire, il faut la présence d'un sujet tuberculeux. Ce peut être le père, la mère, un domestique, un employé, une nourrice, une personne âgée, un assidu de la maison.

A. Sujet contagionnant. — Parfois le *sujet atteint est un tuberculeux évident*, gravement atteint, en proie à de la fièvre, de l'émaciation, c'est un phtisique qui crache et tousse.

Ce n'est pas là le type du sujet à redouter, car on commence à connaître son action malfaisante, et on prend quelques précautions pour l'éviter.

Plus souvent, on est en présence d'un tuberculeux encore valide, qui est au début de sa maladie, se croit atteint de bronchite, continue ses occupations, se repose de temps à autre, s'améliore, reprend son travail et retombe ; il passe ainsi par une série d'améliorations et d'aggravations avant de capituler. En fait, il est atteint d'*une tuberculose au début qui est souvent méconnue.*

L'erreur est encore plus facile quand il s'agit de vieillards, atteints de certaines formes de tuberculose chronique qui affectent la modalité du catarrhe. De pareils sujets sont relativement bien portants, durent longtemps, et ils mettent à profit cette sorte de privilège pour semer autour d'eux des quantités considérable de bacilles.

Je puis vous citer à ce sujet des histoires édifiantes : 2 enfants de 8 à 10 ans, bien portants, dont les parents étaient sains, vont passer leurs vacances à la campagne, chez un grand-père, qui avait un joli château, mais qui possédait aussi un catarrhe chronique. Ils y absorbent le bon air, mais aussi les germes de la tuberculose et reviennent tous deux atteints de tubercuculose aiguë.

Je connais bien d'autres histoires de ce genre ; en voici une que je vais vous compter rapidement. Une famille perd successivement 3 enfants de méningite tuberculeuse. Désolés, les parents vont habiter la campagne, dans une villa construite par eux, suivant toutes les règles de l'hygiène moderne. Un quatrième, puis un cinquième enfant sont enlevés par la méningite. J'ai fini par trouver qu'une des parentes était atteinte de tuberculose latente. Elle s'occupait beaucoup des enfants et, plus elle les couvait, plus elle les infectait.

Parfois il s'agit d'un homme fort, robuste, qui contracte un diabète, maladie qui se termine parfois par une tuberculose à marche rapide. On laisse approcher de lui ses enfants ou ses petits-enfants, et quand l'un d'eux contracte une tuberculose, on est loin de songer à l'origine véritable de la maladie.

Enfin, il est des cas de tuberculose locale, qui ne compromettent en rien la santé, qui durent indéfiniment, qui ne sont même pas suspectés, et qui cependant sont particulièrement dangereux au point de vue de la transmission. Voici l'histoire d'une femme, rapportée par Demme, une nourrice sèche à qui on avait confié trois enfants, trois nourrissons qui moururent dans le cours de la première année de tuberculose intestinale primitive. On lui confie un quatrième enfant, qui, quoique nourri au lait stérilisé, mourut de la même façon. Or, savez-vous ce qu'avait cette femme : une simple fistule au niveau d'une dent cariée ; cette fistule communiquait avec un foyer situé dans une cavité du maxillaire et laissait écouler parfois une goutte de pus chargé de bacilles. La femme avait l'habitude quand elle donnait la bouillie aux enfants, de la goûter de temps à autre pour s'assurer qu'elle n'était pas trop chaude, et c'est ainsi qu'elle inoculait des bacilles dans l'intestin de l'enfant. Il faut donc distinguer les *porteurs de bacilles* qui sont autrement à redouter que les tuberculeux proprement dits.

B. Procédé de la contagion. — I. *La contagion peut s'exercer directement*, comme je viens de vous en citer un exemple.

En voici un autre : Reich de Mülheim qui exerçait à Nuremberg-en-Brisgau, vit un jour une accoucheuse à qui il venait de remettre un enfant nouveau-né aspirer le mucus de la bouche de l'enfant et lui insuffler de l'air de bouche à bouche. L'enfant, qui alla d'abord bien, dépérit au bout d'un mois et mourut au bout de trois mois de méningite. Peu de temps après, deux autres enfants, soignés par la même femme eurent le même sort. Reich fit une enquête et établit que, d'avril 1875 à mai 1876, sept autres enfants avaient succombé dans la première année de méningite tuberculeuse. Tous ces enfants avaient reçu les soins de la même femme qui était tuberculeuse.

Leloir cite le cas d'un enfant de six ans qui, ayant une petite plaie, fut pansé avec un morceau de taffetas d'Angleterre, mouillé par la salive d'un bonne phtisique. Il se développa ultérieurement un lupus, c'est-à-dire une affection tuberculeuse de la peau.

Un phtisique qui garde des parcelles de crachat sur ses lèvres peut inoculer un enfant sur la bouche ou même sur le visage si celui-ci est excorié par un eczéma.

L'habitude d'embrasser les enfants est déplorable et ne doit pas être livrée au hasard.

Le sujet qui tousse, qui éternue, qui parle fort projette autour de lui des particules liquides, qui vont jusqu'à 1 mètre, et quand elles proviennent d'un tuberculeux, elles peuvent être chargées de bacilles. La bienséance et l'hygiène sont d'accord pour inviter celui qui tousse ou éternue à se détourner.

II. *Contagion indirecte.* — Il est possible de se garer contre la contagion directe. Il est plus difficile de se soustraire à la contagion indirecte. Celle-ci est réalisée par le passage du bacille hors de l'organisme et son dépôt sur le sol ou les murs de l'appartement, les tentures, les objets de toilette, les ustensiles alimentaires, assiette, verre, couteaux, fourchettes.

Différentes sécrétions de l'organisme tuberculeux peuvent conduire le bacille hors de son habitat vivant. La plus importante est l'expectoration. *Le crachat, voilà l'ennemi.* Le crachat, puisqu'il faut l'appeler par son nom, renferme de nombreux bacilles qui gardent leur virulence hors de l'organisme. Les bacilles sont peu dangereux, lorsqu'ils ont été semés à l'air libre. Küss a démontré qu'un crachat desséché en couche mince à la lumière diffuse perd sa virulence après trois jours. Desséché en couche mince à l'obscurité, il conserve sa virulence pendant quinze jours ; puis elle va diminuant et ne disparaît qu'après quarante ou cinquante jours. Vous voyez par là les dangers que comporte l'expectoration dans un appartement étroit, mal aéré, mal éclairé. Le crachat desséché se mêle aux poussières qui, par le balayage et le batage, sont soulevées, restent en suspension dans l'air pendant dix à quinze minutes et sont soumises à des mouvements qui peuvent favoriser l'inhalation.

IV. — LA CONTAGION ATTEINT SURTOUT LES ENFANTS

La contagion s'exerce donc surtout autour du malade, dans le local qu'il habite, et frappe de préférence les enfants.

La raison en est très simple. L'organisme de l'enfant est constitué en vue de l'absorption. Cette faculté d'absorption est une propriété de sa substance, elle s'exerce sur tous les éléments nutritifs ou toxiques. L'enfant engloutit les bacilles, comme il engloutit les aliments.

Mais d'autres attributs de l'enfance favorisent encore la pénétration des germes.

Le nourrisson, constamment porté dans les bras, souvent caressé ou embrassé, est sûrement contaminé, quand il y a un tuberculeux dans la famille. Quand il commence à marcher, il se traîne par terre, touche tous les objets, passe sa main sur la poussière du parquet, goûte à tout, et n'éprouve nullement le besoin de se laver les mains, quand il met ses doigts dans la bouche ou le nez. Ce sont les doigts qui sont les agents actifs de la contagion. Beaucoup d'enfants sucent leurs doigts ou se rongent les ongles. C'est là une habitude déplorable, et je me rappelle cette légende de l'Est, que j'ai connue dans mon enfance, attribuant la phtisie à la déglutition des ongles.

La preuve de l'importance pathogène de tous ces facteurs est fournie par la progression croissante de la tuberculose de la naissance à cinq ou six ans. A cet âge, l'enfant vit une partie de son temps hors de la famille, et immédiatement le taux de la tuberculose s'abaisse jusqu'à l'adolescence. A ce moment, il se relève pour d'autres causes, que je ne veux pas aborder. Vous voyez donc que l'enfant, de par sa nature même, est une proie vouée au bacille dans un foyer tuberculeux. Les grandes personnes sont moins exposées dans le même milieu, non seulement parce qu'elles absorbent moins facilement les germes, mais parce que leur contact est moins intime avec le tuberculeux, et aussi parce que leurs doigts ne vont pas systématiquement cueillir les germes pour les introduire dans la bouche ou le nez. Et, à ce point de vue encore, je dirai que la toilette des ongles et des mains avant le repas n'est pas simple affaire de bienséance, mais aussi d'hygiène.

Toutes ces notions sont faites pour jeter l'épouvante dans les familles et le devoir du médecin est souvent difficile à tracer. Il obtient volontiers d'une femme qu'elle cesse d'allaiter son enfant, mais non qu'elle le perde de vue et, à ce point de vue, je vous citerai l'histoire d'une femme tuberculeuse, rapportée par Bernheim, qui eut à trois reprises des jumeaux; elle consentait à en envoyer un à la campagne, mais gardait l'autre. Tous ceux qu'elle a gardés sont morts, tous ceux qu'elle a expédiés ont vécu.

Le médecin peut-il assister impassible à de pareilles tristesses et, d'autre part, où prendra-t-il l'autorité d'imposer sa volonté, quand il s'agira de limiter les droits des parents? D'ailleurs, est-il toujours sage de signaler à l'entourage la tare d'un des membres de la famille? J'ai connu une jeune femme reléguée depuis six ans par son mari dans le Midi ou dans un sanatorium, privée de la société, des visites et même de la vue de son enfant. Elle avait une forme de tuberculose non transmissible, et cependant elle était traitée en paria par un homme atteint de phobie. Vous direz que c'est un monstre, mais le monstre est à nous, c'est nous qui l'avons déchaîné, et je ne puis m'empêcher de penser à son sujet, à cette pièce de théâtre, intitulée *Doit-on le dire ?*

V. — LUTTE ANTITUBERCULEUSE

Eh bien ! oui, il faut le dire, mais en mettant en garde le public contre les exagérations, les généralisations, en indiquant les moyens de prévenir la contagion, ce qui est souvent possible, quand on connaît d'une façon précise les procédés de transmission de la maladie. Je ne puis aborder dans cette conférence les moyens de défense individuels, je me bornerai à vous exposer, en quelques mots, les mesures d'ordre général et social qu'on peut opposer au développement de la tuberculose.

A. TRAITER LE TUBERCULEUX. — Ce serait la solution rêvée, si on possédait un remède spécifique contre cette affection. Ce remède n'existe pas. Vous vous rappelez le retentissement qu'eut, en 1890, la découverte de la lymphe de Koch. Vous vous rappelez les paroles du ministre von Gossler, disant en plein parlement, que la lymphe de Koch resterait un remède allemand, vendu exclusivement par l'Etat allemand. On aurait même prononcé en haut lieu le mot de Sedan scientifique. Eh bien, la lymphe de Koch a failli à ses promesses thérapeutiques. On a eu beau la modifier, l'affubler de toutes les lettres de l'alphabet, elle représente une découverte précieuse pour le diagnostic de la tuberculose, elle peut être un adjuvant utile pour le traitement de certaines tuberculoses locales, elle n'est pas le remède spécifique que l'on avait annoncé, pas plus d'ailleurs que les divers sérums antituberculeux qui ont paru ces derniers temps.

B. VACCINATION ANTITUBERCULEUSE. — La vaccination antituberculeuse a partagé le sort de la lymphe de Koch. Behring, avec son bovo-vaccin, a immunisé les bovidés contre la tuberculose. Mais cette immunisation est temporaire ainsi que l'ont démontré les expériences de Vallée et Rossignol, faites à Melun en 1906. Au bout d'un an, les sujets vaccinés étaient aptes à s'infecter. Behring avait proposé de nourrir les bébés avec du lait provenant de vaches vaccinées. Calmette va plus loin, il exprime l'espoir qu'on pourra faire ingérer à l'enfant des cultures atténuées qui le vaccineront.

Cet espoir n'est pas encore réalisé, et la lutte antituberculeuse ne peut porter actuellement que sur le terrain de l'hygiène.

C. ELOIGNER LE MALADE. — A ce point de vue, on peut examiner différents procédés : éloigner le malade, désinfecter sa maison, créer des logements salubres.

Eloigner le malade est une solution pour la population aisée. Elle est impraticable pour la classe pauvre. Songez qu'à Lyon, nous avons approximativement 5oo à 6oo tuberculeux adultes dans les hôpitaux. Il y en a un millier qui attendent leur place, et derrière cette armée, 5.ooo à 6.ooo au moins, valides, mais contagionnants et qui devraient être à l'hôpital ou dans un sanatorium.

Comment suffire à tout cela? Et pour combien de temps faudrait-il les isoler, ces tuberculeux? Tâche impossible. Certes, la société a le devoir de soigner ses malades et de leur faire les meilleurs sanatoria. Mais on ne voit pas l'hospitalisation de 6.ooo à 7.ooo tuberculeux et pour un temps illimité, sans compter que les tuberculeux valides, qui sont les plus nombreux, devraient être hospitalisés contre leur gré; car, pouvant encore travailler pour leur familles, ils refuseraient l'hôpital ou le sanatorium.

D. DÉSINFECTION. — Puisque cette idée doit être écartée, au moins, en tant que remède social, un autre moyen peut être employé, la désinfection.

C'est cette idée que poursuit le *dispensaire antituberculeux*, créée à Lyon, en 19o5, par mes éminents collègues, MM. Arloing et Jules Courmont. Le dispensaire, au moyen de ses enquêteurs ouvriers qui sont la cheville ouvrière de l'œuvre, pénètre dans la maison des tuberculeux, les instruit sur le danger de la contagion, les éduque de façon à ce qu'ils répandent dans l'air ambiant le minimum de bacilles, et cherche à détruire ceux-ci par la désinfection des objets souillés et de l'appartement. Depuis 19o5, le dispensaire antituberculeux a assisté, traité, éduqué et désinfecté 1.5oo familles tuberculeuses. C'est donc là une très belle œuvre, mais qui est forcément limitée dans son champ d'action et aussi dans l'étendue de son action; car on a beau désinfecter, dans ces taudis où on voit s'accumuler cinq et six personnes pour une pièce, la promiscuité est telle qu'il y a menace constante de réinfection,. et, pour ma part, j'entrevois le rôle grandissant du dispensaire, au fur et à mesure que le local de la famille ouvrière s'agrandira, s'éclairera et s'aérera, c'est-à-dire deviendra plus salubre.

E. LOGEMENT SALUBRE. — L'espace est la première condition de la salubrité, car l'expérience a démontré que la tuberculose se multiplie dans les collectivités à rangs serrés et se raréfie dans celles dont les rangs s'élargissent.

Il ne faut pas offrir au bacille, j'allais dire au projectile tuberculeux, une troupe serrée, l'indication est *de le combattre en ordre dispersé*. Les Anglais ont tenté la lutte antituberculeuse par le logement salubre et ont obtenu des résultats remarquables.

En France, de pareils sacrifices ne sont actuellement pas possibles.

F. ELOIGNEMENT DES ENFANTS. — Dans ces conditions, il ne restait qu'un moyen, imaginé par Grancher, *c'est d'éloigner l'enfant encore sain, c'est de sauver la graine*, suivant l'expression de Pasteur.

En 1865, alors qu'il étudiait, avec Gernez et Duclaux, la maladie des vers à soie, Pasteur a découvert cette vérité si simple et si féconde. Il a travaillé, il est vrai, cinq années pour aboutir à cette solution qui se résume en deux lignes : quand une race est décimée par une maladie contagieuse, il n'existe qu'un remède, c'est de trier la graine saine, et on sauve la race en sauvant la graine saine. Et, par ce conseil qu'il a donné aux sériciculteurs, on a pu sauver les vers à soie et, avec eux, la sériciculture dans l'univers entier.

C'est la même méthode qui a inspiré Grancher quand il a fondé son œuvre. En prenant un enfant en danger de contagion mais un enfant encore sain, et en le mettant à la campagne, dans une famille saine, Grancher opérait la sél ection de la graine et appliquait la méthode de Pasteur.

La préservation de l'enfance *repose donc sur une base scientifique*.

C'est *une œuvre pratique :* une idée peut être scientifiquement bonne et ne pas être applicable.

1º On lui a fait bien des objections, et, tout à l'heure, au moment où je me disposais à prendre la parole, M. Francisque Sabran, trésorier de l'œuvre de la préservation de l'enfance à Lyon, me disait qu'on nous adressait le reproche d'enlever les enfants à leurs parents : ce reproche ne m'a guère ému, mais je vous dois d'y répondre. Nous ne prenons les enfants que des parents qui donnent leur consentement, et qui souvent même nous sollicitent avec insistance. Si je m'adressais à ceux qui me font l'honneur de m'écouter en ce moment, je sais bien la réponse qu'ils me feraient, mais il est bien entendu que nous ne nous occupons que des indigents. Suivez les enquêteurs du dispensaire antituberculeux ou venez assister à nos consultations gratuites de la Charité, et vous apprendrez à connaître ces familles misérables, logées dans des taudis, avec une pièce pour cinq ou six personnes. Le mari tuberculeux travaille peu ou ne travaille plus, la mère est obligée de subvenir aux soins du ménage et à la recette quotidienne. Croyez-vous que la vue des privations imposées aux enfants ne fasse pas taire l'instinct maternel ? Le jugement de Salomon est toujours vrai : emportez l'enfant, pourvu qu'il vive ! Et de fait, alors que nous avons gardé, en créant une œuvre similaire à Lyon, une attitude des plus discrètes, pour des raisons d'ordre pécuniaire, nous sommes assaillis de demandes.

2º Les paysans voudront-ils se charger des enfants recrutés dans les milieux morbides de la ville. N'en doutez pas ! L'appoint d'une rémunération qui se monte à peu près pour chaque enfant à un franc par jour, a surmonté toutes les résistances théoriques que l'on attribuait aux paysans. Le difficile n'était pas de trouver des nourriciers, mais de les choisir, car il ne fallait pas expédier les enfants au hasard, à la campagne, il fallait trouver des familles indemnes de tuberculose, d'alcoolisme, de misère matérielle et morale et, pour cela, il nous fallait le concours de nos confrères de la campagne, qui nous donnaient les indications nécessaires et consentiraient aussi à surveiller les enfants et à les soigner. Ce concours, nous l'avons trouvé comme Grancher, comme le Dr d'Astros à Marseille, comme M. Samazeuilh à Bordeaux, comme le professeur Maurel à Toulouse, comme le professeur Bosc à Montpellier, comme le professeur Follet à Rennes, comme M. Gaillard au Havre, comme le professeur Calmette à

Lille, comme tous ceux qui ont créé des œuvres sur le type de l'œuvre Grancher, et nous devons louer hautement le dévouement de ces collaborateurs qui, dans l'exercice d'une profession aussi pénible que peu rémunératrice, ne ménagent ni leur temps ni leur travail pour le bien d'autrui.

3° Il fallait aussi se préoccuper des rapports de la famille nourricière avec la famille naturelle. L'Assistance publique peut placer les enfants abandonnés, dont elle prend la charge, sans se préoccuper de l'avis de parents. La Société de sauvetage de l'enfance est chargée par les tribunaux de la garde des enfants. Mais nous, nous avons à compter avec la volonté des familles qui nous confient de leur plein gré leurs enfants, et nous n'empiétons pas sur leurs droits. Les parents gardent toute leur autorité, ils correspondent avec les enfants, leur font des visites, les rappellent quand bon leur semble, et sont maîtres absolus pour la direction de l'éducation et de l'instruction de leurs enfants. Nous ne servons que d'intermédiaires pour le transport de l'enfant, pour son placement, pour sa surveillance médicale et pour le paiement de la pension.

4° Vous, parents, qui ne concevez pas l'idée de vous séparer de vos enfants jeunes, et qui vous imaginez que vos enfants vous sont aussi attachés que vous l'êtes à eux, vous devez plaindre les enfants qu'on arrache ainsi au foyer familial, pour les confier à des étrangers. Rassurez-vous ! L'enfant qui est transporté d'un taudis urbain où règne la misère, dans une maison paysanne, où il trouve plus de confort, plus de liberté, plus de soleil, la vue des champs et des animaux, oubliera vite sa famille naturelle pour peu qu'il trouve chez les nourriciers un peu d'affection. Et cette affection, il la trouve, car elle se développe facilement au profit des enfants chez les natures les plus frustes, à plus forte raison chez des paysans d'une région civilisée. Et ce n'est pas un des moindres étonnements de ceux qui ignorent ces questions que de voir la facilité avec laquelle les enfants s'adaptent à leur nouveau genre de vie, au point de ne plus vouloir retourner au logis paternel.

Permettez-moi de vous enlever une illusion. Vous croyez que vos enfants vous sont attachés comme vous leur êtes attachés. Je vois tous les jours des mères qui viennent à la consultation gratuite de la Charité, refuser de laisser leur enfant entre nos mains

BIBLIOTHÈQUE NATIONALE

sous prétexte qu'il ne voudra pas rester à l'hôpital. Je leur propose un essai qui consiste à cacher la mère et à mettre l'enfant dans un lit. On lui donne des jouets, d'autres enfants l'entourent; au bout de quelques minutes, il ne pleure plus et s'amuse avec ses petits camarades. La mère en est stupéfaite, et, son amour-propre froissé lui donne de l'indignation contre nous, contre l'enfant, contre la nature qui a si mal fait les choses.

5° Un des avantages de l'Œuvre est de refouler à la campagne un certain nombre de citadins, de créer dans ces jeunes cerveaux des images qui durent comme toutes celles qui se sont formées chez l'enfant, de leur donner le goût des champs, et de leur permettre au moins des comparaisons qui ne sont pas à l'avantage des villes.

6° L'œuvre de Grancher, fondée à Paris en 1904, a trouvé des imitateurs dans toute la France, Lyon, Marseille, Montpellier, Toulouse, Bordeaux, Lille, Rennes, le Havre, et, c'est à Grancher qu'il faut reporter l'honneur des créations provinciales, car, c'est sous son impulsion qu'elles ont surgi. Ces œuvres se développent lentement, non pas parce que les éléments morbides lui font défaut, mais pour des raisons budgétaires. L'œuvre de Paris, fondée en 1904, comptait la première année vingt-sept pupilles et en compte actuellement plus de quatre cents. L'œuvre lyonnaise s'est constituée en mai 1906, et a commencé à fonctionner en septembre 1906.

Le Conseil d'administration est composé de médecins et chirurgiens d'enfants de la Charité auxquels se sont joints MM. Hermann et Francis Sabran, Gillet, Brossette, Cambefort, Faurax, Holstein, Auguste Lumière et Tavernier.

Depuis l'origine jusqu'au 31 décembre 1908, nous avons placé 124 enfants.

Sur ces 124 enfants, 30 appartenant à 18 familles ont été retirés sur la demande des parents.

38 appartenant à 23 familles sont sortis de l'Œuvre par suite du décès du parent malade. Car notre but n'est pas de pure assistance, il est de simple préservation, et quand le danger de contamination a disparu au foyer familial, nous renvoyons les enfants. N'ayez pas d'illusion, ce n'est jamais la guérison du parent tuberculeux qui motive la suspension de notre action, c'est toujours sa mort. Sur ces 38 enfants, 28 ont été rendus à

leur famille, 4 confiés à l'assistance publique, 5 orphelins ont été adoptés par des parents, 1 a été adopté par le nourricier qui nous a écrit qu'il se chargeait dorénavant de l'enfant et qu'il refusait notre subvention.

Sur 124 enfants nous n'en avons perdu qu'un, par maladie accidentelle. Tous les autres ont prospéré, se sont développés, et ont justifié ainsi la pensée maîtresse de l'Œuvre.

Au 31 décembre nous avions 56 pupilles, et actuellement nous en avons plus de 60, chiffre qui représente approximativement une proportion d'assistés égale à celle de l'Œuvre parisienne.

Nous possédons 22 foyers de pupilles :

     6 dans le Rhône.

    10 dans l'Isère.

    2 dans l'Ain.

    1 dans le Jura.

    1 dans la Drôme.

    2 dans la Savoie.

Nous ne prenons que des enfants au-dessous de 15 ans, et voici les prix de pension que nous accordons :

15 francs par mois pour les enfants au-dessus de 10 ans ;

20 francs par mois pour les enfants âgés de 6 à 10 ans ;

25 francs par mois de 1 à 6 ans.

Dans la première année, les prix sont plus élevés.

En comptant les frais de transport, de voiture, et les accessoires, chaque enfant nous revient à moins de 1 franc par jour.

Avec moins de 1 franc par jour, nous sauvons un enfant de la tuberculose, nous créons un mouvement de reflux, de la ville à la campagne, et nous faisons du bien à deux familles : la famille urbaine, dont le logis est désencombré et dont les charges sont atténuées, la famille paysanne pour qui notre allocation est précieuse.

Et si vous vous étonnez qu'avec une somme aussi modeste nous puissions faire tant de bien, je vous répondrai en citant les paroles de M. Grancher : « Dans l'œuvre de la préservation de l'enfance, tous les dévoûments sont gratuits, personne n'est payé. Nous n'avons pas d'architectes, pas de bâtiments, aucun frais d'entretien ni d'administration. Nous n'avons ni inspecteurs, ni directeurs, ni directrices. Nous n'avons que des bonnes volontés et des cœurs ardents. *(Salves répétées d'applaudissements.)*

Lyon. — Imprimerie A. REY et Cⁱᵉ, 4, rue Gentil. — 53780

www.ingramcontent.com/pod-product-compliance
Lightning Source LLC
LaVergne TN
LVHW021756030726
842523LV00003B/1055